RECHERCHES

SUR UNE NOUVELLE VARIÉTÉ

DE MIGRAINE

PAR

EDOUARD MÈNE

Docteur en Médecine de la Faculté de Paris

MÉMOIRE

PRÉSENTÉ A L'ACADÉMIE DES SCIENCES

dans la séance du 28 novembre 1859

PARIS

CHEZ L'AUTEUR, RUE DU BAC, 103

ET CHEZ ALLOUARD, LIBRAIRE

3, rue Pavée-St-André-des-Arts

1860

RECHERCHES

SUR UNE NOUVELLE VARIÉTÉ

DE MIGRAINE

PAR

EDOUARD MÈNE

Docteur en Médecine de la Faculté de Paris

—

MÉMOIRE

PRÉSENTÉ A L'ACADÉMIE DES SCIENCES

dans la séance du 28 novembre 1859

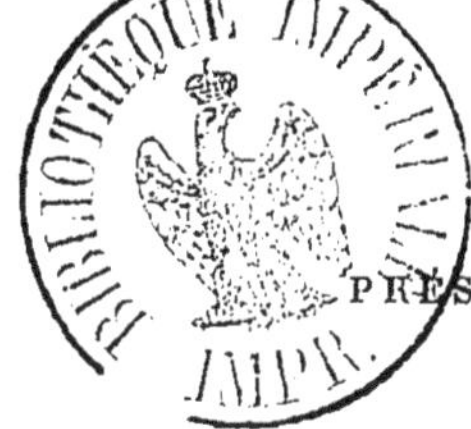

PARIS

CHEZ L'AUTEUR, RUE DU BAC, 103

ET CHEZ ALLOUARD, LIBRAIRE

3, rue Pavée-St-André-des-Arts

—

1860
1859

Paris. — Imprimé chez Bonaventure et Ducessois, 55, quai des Grands-Augustins.

RECHERCHES

SUR UNE NOUVELLE VARIÉTÉ

DE MIGRAINE

L'affection qu'on nomme migraine est décrite dans tous les auteurs comme une maladie, revenant par accès, caractérisée par une douleur plus ou moins vive, ordinairement limitée à la moitié frontale du crâne, occupant surtout la région sourcilière, la cavité orbitaire ou la fosse temporale et s'accompagnant d'inappétence, de nausées, de vomissements et d'état de malaise extrême. Cette affection est regardée par tous les médecins comme essentiellement nerveuse, sans caractère anatomo-pathologique appréciable et par conséquent idiopathique.

On a décrit aussi des migraines symptomatiques de lésions de divers organes : tels que du cerveau, de l'utérus, etc. Plusieurs auteurs se sont appesantis sur celles qui surviennent dans les affections des fosses nasales et des sinus frontaux.

Sauvage[1] décrit une migraine des sinus frontaux.

Nicolaï et Schraden parlent des migraines qui ont pour cause les amas de mucosités dans les fosses nasales et les sinus frontaux. Il en est de même de Lieutaud.

Vogel cite des migraines provenant des caries osseuses de ces mêmes sinus.

Plusieurs auteurs ont donné des observations de migraines résultant de la présence de vers dans les sinus frontaux.

M. Deschamps fils[2] et M. Cuvillier[3] les attribuent au vice rhumatismal des fosses nasales et des sinus.

M. le docteur Gruby a observé des migraines dépendant de plusieurs causes :

1° D'une inflammation chronique des membranes muqueuses de la partie supérieure des fosses nasales, dans les coryzas chroniques, surtout chez les personnes d'un tempérament lymphatique ;

2° D'une inflammation chronique de cette membrane muqueuse dans les cas de coryzas chroniques s'accompagnant de sécrétion mucoso-purulente. On note alors chez les adultes d'un tempérament sanguin une légère injection des conjonctives ;

3° De l'obstruction d'une des fosses nasales par un polype, surtout quand ses racines se trouvent dans la portion supérieure de la membrane muqueuse. Dans les cas où ce polype n'est pas assez développé pour être bien diagnostiqué, on peut le confondre avec une inflammation chronique de la muqueuse. Il y a alors légère injection conjonctivale et troubles auditifs.

---

[1] *Nosologie (De Hemicranio coryzæ).*

[2] *Dictionnaire des Connaissances médicales* (art. MIGRAINE).

[3] *Traité des affections des fosses nasales*, ann. 1804.

Outre ces trois espèces de migraines, M. le docteur Gruby en reconnaît d'autres qui ont pour base l'appareil optique :

1° Quand l'œil est très-susceptible à la lumière. Dans ces cas qui s'accompagnent ou non d'injection légère conjonctivale, les douleurs se font sentir le matin, aussitôt le reveil, surtout si la chambre est exposée au grand jour ;

2° Il décrit une migraine provenant d'un travail assidu à la lumière vive, caractérisée par des douleurs dans la région temporale et se prolongeant suivant la direction des ramifications nerveuses ;

3° Il établit aussi que les myopes se servant de verres concaves à foyer relativement trop court, que les personnes qui fixent le bulbe oculaire pour regarder un point brillant sont sujets à des migraines, toutes les fois qu'ils se livrent à un travail assidu.

Suivant lui, d'autres causes peuvent donner lieu à des migraines, par exemple, l'inspiration prolongée des gaz de combustion dans les appartements ; ou bien une transition subite de chaleur suivie d'un refroidissement. Dans ces cas les douleurs suivent la direction des nerfs et des vaisseaux sus-orbitaires et temporaux : un examen attentif fait découvrir au toucher des lignes douloureuses correspondant au trajet des filets nerveux et des vaisseaux artériels.

M. Piorry, dans son *Traité de Médecine pratique* (t. VIII, P. II, 542) cite un cas de migraine olfactive ; un peu plus loin (t. VIII, P. II, 548), il décrit une migraine chez une femme sourde, sans parler de l'état des fosses nasales et des sinus frontaux.

Excepté ces deux derniers faits qui se rapprochent de ceux que j'ai observés, sur un ensemble de 500 malades, je n'ai trouvé nulle part trace des migraines qui surviennent si fréquemment chez les individus affectés de maladies chroniques de l'appareil auditif, à tel point que sur les 500 cas que je viens de signaler j'en ai noté 375, dont 75 de migraines aiguës.

Cette migraine symptomatique n'est pas de nature nerveuse; elle offre certaines altérations que j'examinerai plus loin. Considérée sous les formes qu'elle présente, elle peut être divisée en migraines *aiguë* et *chronique*. Ces deux formes diffèrent complétement l'une de l'autre et doivent être étudiées à part.

MIGRAINE AIGUË.

C'est la forme la plus rare et je ne l'ai observée que 75 fois. Elle débute presque toujours le matin : le malade se réveille avec un mal de tête plus ou moins violent, ou bien celui-ci se manifeste peu après la sortie du lit : Dans ce cas il y a toujours quelques légers prodromes, tels que malaise général, courbature, langue blanche, bouche amère, perte d'appétit, tristesse, accablement. Puis surviennent des vertiges et des éblouissements. La pression sur le globe de l'œil est douloureuse, celui-ci est distendu et rouge; on note du larmoiement et des troubles dans la vue. La tête entière, dans certains cas, est douloureuse et il semble au malade qu'elle va éclater par morceaux. D'autres fois, la douleur est limitée du côté de l'oreille affectée, à la partie du crâne qui s'étend du pavillon de l'oreille à l'orbite correspondante. Dans la majorité des cas, la douleur occupe le devant du front, la région sourcilière, la fosse temporale et le pourtour des orbites. La racine du nez est le siége d'un serrement intérieur. La pression, les mouvements augmentent la douleur; aussi le malade reste-t-il en général assis. La figure, tantôt rouge

tantôt pâle, exprime l'abattement; il y a impossibilité de
travail quelconque. La lumière vive, le bruit, les sons
aigus irritent le malade ; dans certains cas il se produit un
évanouissement. Presque toujours il survient des éructa-
tions, des nausées, ou même des vomissements qui sou-
lagent le malade.

Pendant toute la durée de ces symptômes on note une
augmentation dans les bourdonnements et la surdité qui
accompagnent ces sortes de migraines : Le pouls est presque toujours accéléré, il y a quelquefois léger mouvement fébrile. Ces symptômes reviennent par accès plus
ou moins fréquents, qui se renouvellent, tantôt deux ou
trois fois de suite, tantôt après des intervalles plus ou
moins éloignés, mais sans ordre régulier. Ils se terminent,
en général, après 6 ou 8 heures ; chez certains malades ils
durent deux jours et disparaissent en ne laissant après eux
qu'un peu de pesanteur de tête et de courbature. Mais
presque toujours ils sont remplacés par des migraines
chroniques.

MIGRAINE CHRONIQUE.

Cette espèce de migraine est très-commune et s'observe
chez les trois cinquièmes des individus affectés de maladies auditives. Contrairement à la migraine aiguë qui n'arrive que par accès et à intervalles plus ou moins éloignés,
la migraine chronique est continue, mais sujette à des
exacerbations. Il est rare qu'elle laisse du répit aux malades, et si elle diminue un peu, ce n'est guère que pendant
l'été. J'ai toutefois observé plusieurs malades chez lesquels
les maux de tête cessaient pendant quelque temps, puis
reparaissaient ensuite, sans cause connue.

Quant aux exacerbations que présente la migraine chronique, elles se manifestent en général sous l'influence de toutes les causes qui activent la circulation, ou bien qui ralentissent le cours du sang dans la tête : ainsi après une marche ou une course forcée, après une émotion morale un peu vive, un travail de tête assidu ou des veilles prolongées, voit-on la céphalalgie augmenter d'intensité. L'époque des règles chez la femme a la même influence. Il en est de même des orages et des changements de saison, surtout au printemps et à l'automne.

Les symptômes qu'on observe dans la migraine chronique sont les suivants : le malade a continuellement la tête lourde, embarrassée; il souffre surtout au devant du front d'une douleur correspondant aux sinus frontaux. Cette douleur est sourde, constante et souvent donne la sensation d'une sorte de barre qui s'étend au pourtour des orbites et aux fosses temporales. Il existe à la racine du nez un serrement intérieur plus ou moins prononcé. Dans certains cas le malade souffre derrière la tête au niveau de la région occipitale, ou bien au pourtour de l'oreille ou même dans toute l'étendue de l'auricule. Cette douleur, qui est continue, n'augmente pas par la pression; mais souvent elle s'accroît par une des causes que j'ai notées plus haut. Elle est accompagnée en général de bruits d'oreille : tels que tintements, bruissements ou bourdonnements qui deviennent d'autant plus forts que s'accroît la céphalalgie.

Un des symptômes les plus fréquents de la migraine chronique ce sont les éblouissements accompagnés de vertiges. Ceux-ci se manifestent surtout pendant la marche et le malade est souvent forcé de s'arrêter pour ne pas tomber. Il lui passe une sorte de nuage devant les yeux, ce qui fait qu'il a de la peine à fixer les objets. Dans certains cas les vertiges ne font que paraître, mais se renouvellent plusieurs fois par jour; d'autres fois ils ne se manifestent qu'à de rares intervalles, tous les huit jours, tous les quinze jours ou même tous les mois, mais en général ils durent quelques minutes ou bien un quart d'heure.

Chez ces malades on trouve, dans la majorité des cas, une diminution de l'odorat en même temps que de la sécrétion de la muqueuse nasale ; les malades mouchent peu et rarement; dans quelques circonstances il existe un développement exagéré de l'odorat; les malades ont de la peine à supporter les odeurs les plus faibles ; presque toutes les impressionnent d'une manière désagréable. Cette susceptibilité de l'odorat coïncide dans la majorité des cas avec une hypersécrétion de la muqueuse nasale, soit que cette hypersécrétion soit l'état physiologique, soit que, ce qui est le plus fréquent, elle provienne d'un coryza aigu qui, chez certains malades, se manifeste alors sous l'influence de la moindre cause. Quelquefois le canal nasal étant aussi affecté, les larmes coulent facilement sur la joue par suite de la diminution du calibre de ce conduit.

Presque tous les malades aussi accusent, surtout le matin, une sécheresse très-grande de la gorge; ils sont obligés de faire des efforts pour avaler leur salive et ramènent avec difficulté quelques mucosités. Cette gêne est quelquefois continuelle et on observe alors une légère diminution du goût ainsi qu'un changement dans la voix qui devient moins sonore.

Si l'on examine les membranes muqueuses, on voit que celles qui tapissent le palais, la luette, les piliers, le pharynx et les amygdales, sont d'un rouge plus ou moins vif, quelquefois violacé. L'injection des vaisseaux capillaires est très-manifeste. Le tissu des amygdales est, dans certains cas, hypertrophié, au point qu'elles ont doublé de volume; d'autres fois ces parties sont atrophiées. Les gencives peuvent subir aussi une altération; elles se boursouflent, saignent facilement; les dents peu solides se couvrent alors de tartre, et les glandes salivaires donnent une sécrétion plus abondante que dans l'état normal. On ne peut savoir dans quel état se trouve la membrane muqueuse des fosses nasales et des sinus frontaux; mais les symptômes qui se manifestent étant de même nature que ceux de la gorge, il y a tout lieu de croire que les lésions sont identiques. Quant aux trompes d'Eustachi elles sont plus ou moins rétrécies et obstruées et on s'en assure facilement au moyen du cathétérisme.

Quant à l'organe auditif, il doit être examiné avec soin, car il est rare qu'on n'y trouve aucune altération. Le plus souvent les conduits auditifs sont très-secs et plus ou moins rétrécis, leurs parois sont couvertes de pellicules qui ne sont autre chose que des débris de la membrane qui les tapisse; la matière cérumineuse a totalement disparu; les membranes du tympan sont plus ou moins opaques. D'autres fois le calibre des conduits a augmenté, et si l'on explore avec attention, on découvre que leur partie inférieure est bouchée par un amas de cérumen plus ou moins durci, ou bien par un engouement de cellules épidermoïques, ou bien encore par un polype ou par un corps étranger. Le malade, dans certains cas, est atteint d'un écoulement catarrhal ou purulent, s'accompagnant ou non de perforation de la membrane du tympan. Du reste, il arrive que la perforation, pratiquée par l'art ou accidentelle, produit aussi des migraines chroniques, indépendamment des céphalalgies aiguës qui se manifestent quelquefois d'une manière si intense immédiatement après cette perforation.

Dans presque tous les cas de migraine chronique, si on approche une montre du pavillon de l'oreille, le malade entend moins bien, ou même ne perçoit plus les battements, suivant l'intensité de l'affection auditive ; si on applique la montre au niveau des fosses temporales, ou sur le milieu du front, les battements, qui dans l'état de santé ordinaire et même dans certaines maladies auditives sont entendus par le patient, sont insensibles dans les cas de migraine chronique, ou bien seulement perçus très-faiblement. Le bruit d'une montre serrée entre les dents s'entend parfaitement dans l'état normal et retentit plus fortement quand on bouche les conduits auditifs avec les doigts ; dans le cas de migraine chronique, au contraire, cette perception n'existe pas, même quand on bouche lesdits conduits. Et si cette perception se manifeste ce n'est que très-faiblement et à la suite d'une attention longtemps soutenue.

DIAGNOSTIC DIFFÉRENTIEL.

La migraine chronique, étant continue et exacerbante, n'a pas besoin d'être différenciée d'avec la migraine aiguë. Ce n'est seulement que la migraine aiguë symptomatique qui peut être confondue avec une migraine idiopathique. Examinées superficiellement, elles présentent l'une comme l'autre des symptômes presque identiques. Même douleur occupant tantôt toute la tête, tantôt limitée à la région frontale, aux fosses temporales, au pourtour des orbites et à la racine du nez. Même influence de la pression, de la lumière et du bruit qui augmentent cette douleur ; même état de rougeur et de gonflement du globe de l'œil ; même trouble de la vue. Les vertiges, les éblouissements, les nausées, les vomissements sont aussi fréquents dans la première que dans la seconde de ces affections, elles présentent toutes deux des accès qui durent à peu près aussi longtemps et se terminent de même. Il existe souvent dans la migraine idiopathique des bourdonnements et de la surdité; mais, dans ce cas, ces symptômes qui n'existaient pas avant l'accès disparaissent avec lui. L'examen des oreilles ou le cathétérisme des trompes d'Eustachi ne démontre l'existence d'aucune lésion.

Il en est bien autrement dans la migraine aiguë symptomatique. Tous les malades qui en sont affectés accusent des bourdonnements antérieurs à l'accès, ainsi qu'une surdité persistante et plus ou moins profonde selon la nature et le degré de la maladie auditive. Ces symptômes redoublent d'intensité pendant l'accès, mais ils ne disparaissent pas avec lui ; ils redeviennent seulement ce qu'ils étaient avant. L'examen des oreilles qui n'a rien montré dans les cas de migraine idiopathique est ici, au contraire, extrêmement utile. Le conduit auditif externe est souvent plus ou moins rétréci par suite du gonflement de ses parois ; dans ces cas surtout il est revêtu de nombreuses pellicules ; le cérumen manque complétement, aussi les parois sont-elles fréquemment dures ; la membrane du tympan est opaque ; d'autres fois, le calibre du conduit est normal, la cire seule a diminué : ou bien il existe une otorrhée plus ou moins abondante, accompagnée ou non de perforation de la membrane du tympan. Dans différents cas on trouve dans le conduit, soit un corps étranger, un polype ou un amas de cérumen plus ou moins durci et adhérent à la membrane épidermique en voie de desquammation. Chez quelques malades enfin le conduit auditif externe est normal, le cérumen n'a subi aucune altération.

Si dans la migraine idiopathique on examine le voile du

palais, la luette, les piliers, les amygdales, la paroi posté-
rieure du pharynx, les fosses nasales, on ne trouve aucune
altération dans ces parties.

Il n'en est pas de même dans la migraine aiguë symptomatique. J'ai presque toujours trouvé la membrane muqueuse qui revêt les parties que je viens de nommer d'un
rouge plus ou moins vif et souvent violacé ; souvent l'injection est assez manifeste pour offrir un léger relief ; la rougeur qui, dans certains cas existe sans gonflement, peut
s'accompagner soit d'une hypertrophie, soit d'une atro-
phie des amygdales. On note en même temps une grande
sécheresse de la gorge et une légère diminution du goût.
Les fosses nasales, toujours saines dans la migraine idiopathique, sont constamment affectées ici ; l'altération n'est
pas visible à l'œil, mais le raisonnement démontre qu'elle
est de même nature que dans la gorge. En effet, les
malades respirent plus difficilement par le nez, ils mouchent peu et rarement, ils sentent moins bien les odeurs,
excepté toutefois quand il y a un coryza aigu ; dans ce
cas, on observe chez certains individus une augmentation
de la sécrétion muqueuse, ainsi qu'une hypersensibilité de
l'odorat. Il est probable que l'altération s'étend à la membrane muqueuse qui tapisse les sinus frontaux et que c'est
à cette lésion qu'est dû le serrement douloureux de la
racine du nez au niveau des cellules antéro-supérieures
de l'ethmoïde. La douleur frontale provient probablement
aussi de cette altération. Le cathétérisme des trompes
d'Eustachi, ou même le simple mouvement qu'on fait faire
au malade, et qui consiste à fermer le nez ainsi que la
bouche et à pousser fortement comme pour se moucher,
démontre clairement qu'il y a toujours alors un rétrécis-
sement ou une obstruction des trompes d'Eustachi.

Si donc les symptômes des deux maladies sont presque

semblables, s'ils se manifestent par accès dans l'une comme dans l'autre, s'ils durent à peu près autant et se terminent de même, on peut toutefois les différencier parfaitement en faisant attention à la marche des bourdonnements et de la surdité, ainsi qu'aux altérations qu'on rencontre presque toujours dans la gorge et constamment dans l'organe de l'ouïe, les fosses nasales et les sinus frontaux, altérations qui n'existent jamais dans la migraine idiopathique. De plus, les individus affectés de cette dernière maladie reviennent à l'état normal dans l'intervalle des accès, tandis que ceux qui sont sujets aux migraines aiguës symptomatiques éprouvent, en général, des migraines chroniques accompagnées de vertiges et d'éblouissements.

Quant aux céphalalgies occasionnées par les affections aiguës des oreilles, comme les érysipèles et les otites aiguës ainsi que celles qui surviennent à la suite de la perforation de la membrane du tympan, soit accidentelle, soit pratiquée par l'art, elles sont de deux sortes : immédiates ou consécutives. Celles qui sont immédiates rentrent dans le cadre des céphalalgies qui accompagnent les maladies aiguës de la tête ; je ne fais donc que les mentionner ici. Celles qui se montrent plus tard rentrent dans les migraines chroniques que je décris dans ce mémoire.

NATURE DE CETTE MIGRAINE SYMPTOMATIQUE.

Si on range la migraine idiopathique parmi les affections nerveuses, parce qu'on ne découvre aucune lésion manifeste, je crois qu'il n'en doit pas être de même de la migraine symptomatique dont je viens de parler. Dans cette dernière on trouve toujours dans la gorge, le pha-

rynx, les fosses nasales et les trompes d'Eustachi une altération qui s'étend sans nul doute dans les sinus frontaux.
On peut lui donner le nom d'inflammation chronique,
parce qu'elle consiste en une rougeur plus ou moins vive,
provenant de l'injection des vaisseaux capillaires et qu'elle
s'accompagne souvent d'hypertrophie des tissus ainsi que
de diminution de la sécrétion muqueuse et de la fonction
nerveuse des organes affectés. Les altérations sont du reste
semblables à celles qu'on trouve dans les inflammations
chroniques de ces parties. Ce qui contribue à me confirmer
dans mon opinion, c'est que la migraine qu'on ne remarque
jamais dans les surdités non accompagnées des lésions que
j'ai citées plus haut s'observe toujours et avec une grande
intensité quand la maladie auditive est survenue à la suite
de maladies inflammatoires vives, comme la variole, la
scarlatine, les fièvres typhoïdes et surtout après les angines,
soit simples, soit diphthéritiques, soit syphilitiques. Or à la
suite de ces cas où l'état inflammatoire n'était pas dou-
teux, les altérations des muqueuses sont les mêmes que
dans les autres cas que j'ai observés. Il existe toutefois
dans certains cas des ulcérations qui sont rares.

En rapprochant les faits les uns des autres, en compa-
rant les altérations, les lieux qu'elles occupent, les symptômes qu'elles déterminent, j'en arrive à conclure qu'elles
sont toujours les mêmes ; toutes les fois qu'elles existent
elles donnent lieu à des migraines soit aiguës, soit chroniques ; toutes les fois qu'elles manquent, c'est-à-dire que
les affections auditives ne sont pas accompagnées de
lésions dans les membranes muqueuses des trompes d'Eustachi, du pharynx, des fosses nasales et des sinus frontaux, on n'observe jamais de céphalalgies et s'il s'en présente, on peut dire alors que ce n'est qu'une migraine
idiopathique.

ÉTIOLOGIE.

La migraine symptomatique est plus fréquente chez l'homme que chez la femme, sans doute parce que les affections auditives s'observent plus souvent chez l'homme. La migraine aiguë ne se manifeste tout au plus que chez un dixième des malades, tandis que la migraine chronique a lieu avec plus ou moins d'intensité chez presque tous les individus affectés de maladies d'oreilles s'étendant aux membranes muqueuses des fosses nasales et de la gorge.

Quant aux causes qui favorisent les accès dans les migraines aiguës ou provoquent les exacerbations dans les migraines chroniques, ce sont les veilles prolongées, les travaux d'esprit longtemps soutenus, les émotions morales, les chagrins, le séjour dans un endroit chaud, les variations de température, surtout l'orage, le moment des règles chez la femme, les fatigues et les écarts de régime.

PRONOSTIC. — TERMINAISON.

Cette affection n'a rien de grave par elle-même, elle est seulement très-incommode tant par les maux de tête que par les éblouissements et les vertiges qui l'accompagnent; mais, comme elle est le symptôme d'une affection des membranes muqueuses, on doit croire à une maladie auditive d'autant plus rebelle que la migraine est plus intense, puisque alors les lésions de l'organe de l'ouïe s'étendent aux muqueuses environnantes.

Quant à sa terminaison, la migraine aiguë disparaît quelquefois seule au bout d'un temps plus ou moins long;

mais pour la migraine chronique, il n'en est pas de même, elle ne cesse presque jamais sans médication, et d'ordinaire elle persiste avec la même intensité pendant plusieurs années et ne cède qu'à un traitement rationnel continué souvent pendant longtemps.

TRAITEMENT.

Dans les accès de migraine aiguë le traitement est presque nul ; on doit chercher à établir une légère dérivation au moyen de pédiluves sinapisés ; on peut donner une infusion de café ou de thé. Dans certains cas, la poudre de Paullimia à dose de 0,50 à 1 gramme calme la douleur ; mais presque toujours le moyen préférable est le repos.

Le traitement doit porter principalement sur la migraine chronique, car, en même temps qu'on la fait diminuer, on rend les accès de migraine aiguë moins fréquents et moins intenses ; de plus en détruisant les altérations des membranes muqueuses on rend l'affection auditive moins rebelle et par conséquent plus facile à guérir.

Dans la majorité des cas les fumigations aromatiques sont le remède préférable, surtout celles qu'on pratique avec les fleurs d'*arnica montana*, de mélisse, d'armoise.

Les fumigations qui se font par la bouche, tous les matins, doivent durer de 15 à 30 minutes.

Souvent au bout de 15 jours l'amélioration est sensible, le malade mouche plus souvent et plus facilement ; les maux de tête ont diminué, les vertiges et les éblouissements sont moins fréquents et moins intenses et au bout de 2 à 3 mois le mal peut avoir disparu. La guérison s'obtient fréquemment au moyen de ces sortes de fumigations.

Dans le cas contraire, il est rare qu'il n'y ait pas d'amélioration.

En même temps on fait gargariser la gorge avec de l'eau vinaigrée. Toutes les fois qu'il existe de la constipation, on tâche de ramener la liberté du ventre, au moyen d'un régime délayant, de lavements fréquents. L'emploi de l'huile d'olives, à dose d'une cuillerée à bouche le matin à jeun, est souvent d'un grand secours. En même temps on doit insister sur le traitement de l'affection auditive et c'est en agissant de la sorte que bien souvent, après avoir obtenu la guérison des migraines, on arrive à la diminution et même à la guérison de la surdité.

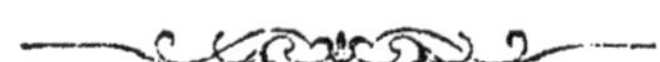

PARIS. — IMPRIMERIE BONAVENTURE ET DUCESSOIS,
quai des Augustins, 55.

PARIS —IMPRIM. CHEZ BONAVENTURE ET DUCESSOIS, 55, QUAI DES AUGUSTINS.